がっちり万全な新型コロナ感染対策 受験編20

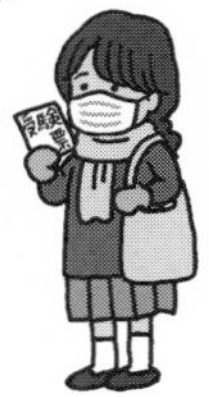

浜松医療センター 院長補佐
兼 感染症内科部長 兼 衛生管理室長
矢野邦夫 著

ヴァン メディカル

はじめに

受験シーズンに突入しました。受験生には、これまで頑張って勉強して獲得した実力を十分に発揮してほしいと思います。しかし、受験直前や当日に発熱・下痢・嘔吐・咳などがみられれば、集中することはできません。万が一、新型コロナに感染してしまえば、受験どころではなくなります。自分のみならず、家族にも大きな影響を与えることになり、周りの人（友だち、講師、近所の人など）の視線も気になってしまいます。

学校や塾では多くの学生が何時間も同じ教室で勉強しています。また、通学の往復では公共交通機関（バスや電車など）に不特定多数の人々と一緒に乗車します。そのような多数の人々の中には新型コロナに感染している人もいるかもしれません。さらに、新型コロナに感染しても無症状の人もいることから、何も症状がみられない友だちだからといって油断できません。また、家族が感染している可能性も考える必要があります。それで自宅では寝食を共にすることから、家族から感染することが最も多いからです。

は、どのようにすれば感染しないようにできるのでしょうか？

本書では、新型コロナに感染しない最も有用な情報を提供しています。病原体がどこに潜んでいて、どのような感染経路を経由して感染するのかを明らかにするとともに、最強の感染対策を提示しています。本書が受験生、保護者、受験関連の方々の座右の銘になれば幸いです。

最後に、このような企画を提示していただいた（株）ヴァンメディカルの山路唯巴氏に心から感謝の意を表します。

二〇二〇年一一月吉日

浜松医療センター　院長補佐 兼 感染症内科部長 兼 衛生管理室長

矢野邦夫

目次

① 新型コロナに感染したらどうなる？

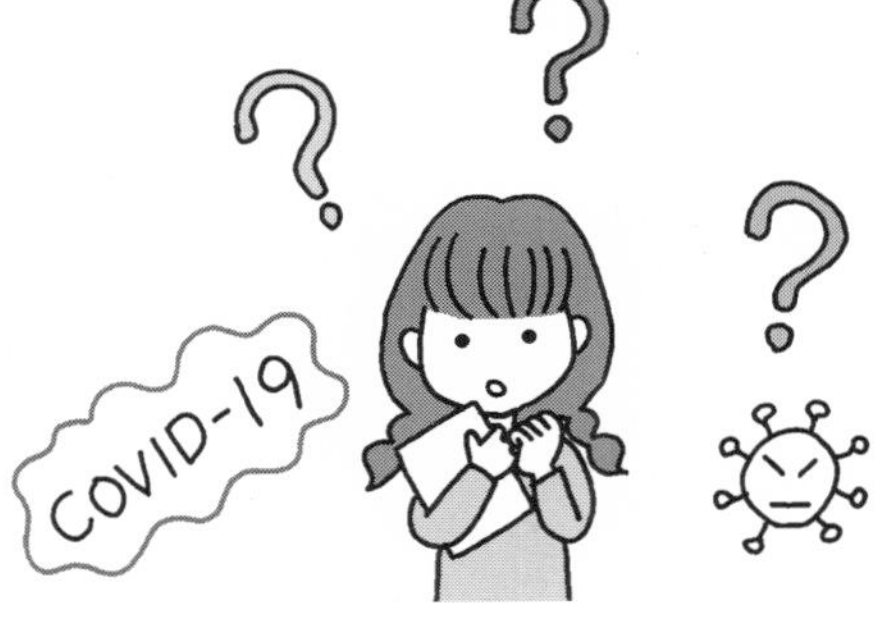

新型コロナに感染すると、潜伏期間を経過してから、症状がみられるようになります。潜伏期間は一～一四日間ですが、通常は四～五日間と考えてよいでしょう。症状としては、発熱・咳・息切れが多くみられますが、味覚障害や嗅覚障害も有名です。その他の症状としては、全身倦怠感・悪寒・頭痛・筋肉痛があります[1]。多くの症状は一週間以内で改善しますが、全身倦怠感や咳は二週間経過しても軽快しないことがあります[2]。一方、感染しても、全く症状がない人がいます。また、症状が軽くて感染していることに気付かない人もいます。そのような人であっても、会話や咳などでは飛沫と一緒にウイルスを排出しています。受験生の多くは一〇代半ば～二〇代前半と若いので、重症化することはほとんどないのですが、基礎疾患（糖尿病、呼吸器疾患、循環器疾患など）を持っていると重症化することがあります。

新型コロナに感染しても、若い人で症状が軽ければ、入院隔離とはなりません。もちろん、症状が強ければ、入院が必要となります[3]。入院が必要ないといっても、指定された期間は外出自粛が求められます。また、健康状態を定期的に報告することになります。

この期間が過ぎれば、周囲の人々にウイルスを伝播させることはないので、通常の生活をして構いません。しかし、周りの人（学校・塾の友だちやスタッフなど）は感染することを恐れて、しばらくは登校しないように求めることがあるかもしれません。

同居家族の誰かが感染した場合、残りの家族は濃厚接触者としてＰＣＲ検査を受けることになります。そこで、陰性であったとしても、一四日間は外出自粛を求められることとでしょう。最近は感染者やその家族への社会の風当たりは少し和らいでいるかもしれませんが、感染者が少ない地域では、周りの人が感染を恐れ、過敏な対応をとる可能性はあります。

このように新型コロナに感染した場合、様々な問題が発生します。それが受験前や受験中であれば、十分な実力が発揮できなくなります。最悪の状況では、受験することさえできなくなるかもしれません。そのようなことを避けるために、感染対策を徹底します。

受験生の日常編

②コロナを防ぐ手洗い・手指消毒を知る

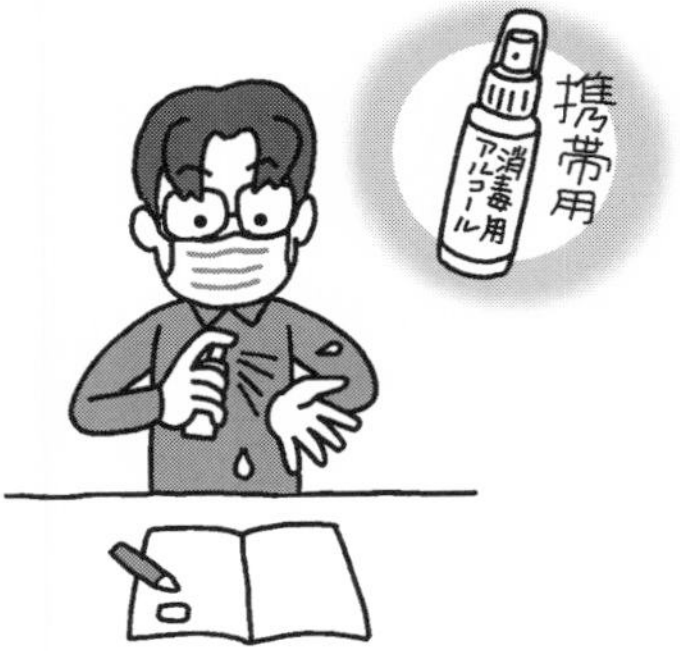

コロナ対策では手洗い・手指消毒が重要です。しかし、単に「手洗い・手指消毒をしよう」と言っても、「どうして手洗い・手指消毒が感染予防に有効なのか？」が理解されなければ、徹底することはできないし、また、適切なタイミングで行うこともできません。

新型コロナに感染した人の手指にはウイルスが付着しています。この手指が教室のドアノブや階段の手すりなどに触れれば、そこにはウイルスが付着します。そこでウイルスはしばらくの間、感染性を維持しながら、ジッとしています。受験生がそのような環境表面に触れると、その手指にウイルスが付着します。そのまま眼、鼻、口の粘膜に触れれば、そこからウイルスは体内に侵入していくのです。このような感染経路を遮断する最も適切な方法が手洗い・手指消毒です。

このような新型コロナの環境表面からの伝播経路を理解すれば、手洗い・手指消毒のタイミングが明らかとなります。それは、「ドアノブや手すりのような『手指の高頻度接触面』に触れた後」もしくは「手指が眼、鼻、口の粘膜に触れる前」です。しかし、「いつ、『手指の高頻度接触面』に触れたか？」「いつ、眼、鼻、口の粘膜に触れるのか？」を日常的に的確に知ることは不可能です。そのため、二〇〜三〇分毎に手洗い・手指消毒をするというのが実践的です。

それでは、手洗いと手指消毒のどちらがよいのでしょうか？　手洗いは、まず手洗い場まで移動して、そこで石けんと水道水で手を洗い、ハンカチで手を拭く、という時間を要する行為です。しかし、アルコール手指消毒薬を常時携帯すれば、手指消毒は頻回にすることができます。ときどき、アルコールを頻回に使用すると手荒れをするのではないか、と心配する人がいますが、アルコール手指消毒薬には保湿剤が入っているので、手荒れとなる頻度は、石けんと水道水による手洗いより少ないことが知られています。(4)

受験生の日常編

③必携のコロナ対策グッズを知る

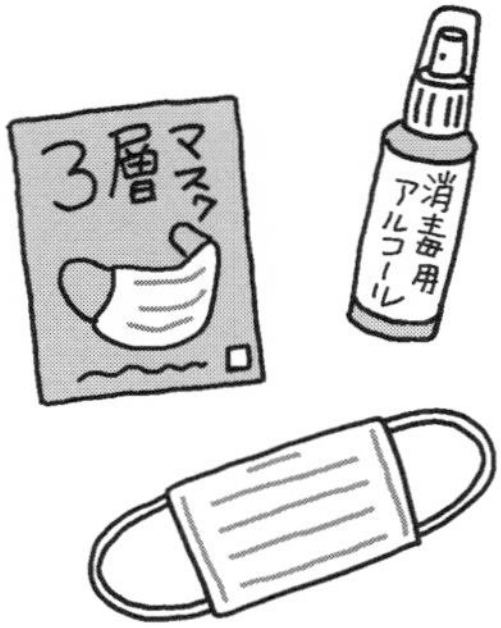

「必携のコロナ対策グッズは何か？」と問われれば、「マスクとアルコール手指消毒薬」と回答したいと思います。「マスクとアルコール手指消毒薬だけがあれば十分である」と回答してもよいかもしれません。ときどき、首下げ型除菌グッズなどを使用したり、消毒薬が入ったお守りのようなものを持っている人をみかけますが、それは効果がありません。そのようなものが有効であると思い込むことは、ウイルスに隙を与えてしまいます。真に有効なものを確実かつ正確に使用することが大切です。

現在、すべての人々は外出するときにはマスクを着用しようという「ユニバーサル・マスキング」が推奨されています。新型コロナに感染した人は、発熱や咳などの症状がみられる一～二日前から飛沫と一緒にウイルスを排出しています。また、感染しても無症状の人もいます。そのため、元気に通勤や通学している人であっても、ウイルスを排出しているかもしれないので、自分が感染源にならないためにマスクを着用しようというものです。もちろん、マスクを着用することによって、周囲に感染者がいた場合、その人からの飛沫を吸い込むことを減らす効果も少しあります。

どのようなマスクがよいかというと、受験生にはサージカルマスクをお奨めします。飛沫を封じ込めるのであれば、布マスクでも構わないのですが、周囲の人々からの感染を防ぐためには、三層構造となったサージカルマスクがお奨めです。確かに、新型コロナが流行し始めたころは、サージカルマスクが枯渇したので、医療従事者が患者を診療するときに使用できるように温存することを目的として、布マスクが推奨されていました。しかし、現在はマスクの生産量は十分であり、むしろ、だぶついているくらいなので、受験生がサージカルマスクを使用することは許されると思います。

アルコール手指消毒薬については、エタノール濃度が六〇%以上であることを確認してください[5、6]。これよりも低濃度であったり、濃度が記載されていない製剤は使用しないようにしましょう。

受験生の日常編

④トイレでのコロナを防ぐ！

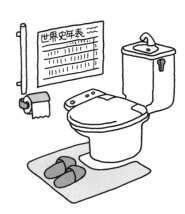

男性用トイレでは複数の小便器が並んでいます。そして、小便器と小便器の間は一m以内のことがあります。これは飛沫が届く距離なので注意が必要です。しかし、前を向いて排尿しているし、人々はマスクを着用していることから、実際には感染することはほとんどないでしょう。女性用トイレや大便用の男性トイレでは個室になっているので、周囲の人々から飛沫を浴びる危険性はありません。しかし、トイレの出入り口では人々が行き交うことから、飛沫を浴びる可能性はあります。そのため、必ずマスクを着用します。

新型コロナに感染した人の便中にはウイルスが含まれていることがあります。そのため、感染者が使用したときに、便器の水を流すとウイルスがエアロゾルとなり、空気中に浮遊するのではないか、と心配する人がいます。そのような心配は必要ありません。トイレの水を流すことによって、新型コロナに感染したという事例は皆無だからです。そのようなことを心配するならば、トイレのドアノブや蛇口のレバーといった「手指の高頻度接触面」に注意を払うべきです。温水洗浄便座のスイッチ部分やトイレの使用後に水を流すための洗浄ボタンも同様に、ウイルスが付着している可能性があります。このようなところには、新型コロナのみならず、ノロウイルスや大腸菌などの様々な病原体が付着しているかもしれません。そのため、トイレでの感染を防ぐためには、使用後の手洗いがとても大切です。

トイレに手指温風乾燥機が設置してあれば、それは使用しましょう。乾燥機で手指を乾かすことによって舞い上がるエアロゾルで、新型コロナに感染したという事例はないからです。むしろ、濡れたままの手指には病原体が付着しやすいので、早く乾かすことをお奨めします。

ときどき、トイレを使用している人が感染者であった場合、呼吸によって空気が汚染し、それを吸い込むと感染するのではないか、と心配する人がいます。新型コロナは空気感染しないので、心配ご無用です。

受験生の日常編

⑤ 友だち同士でのコロナを防ぐ！

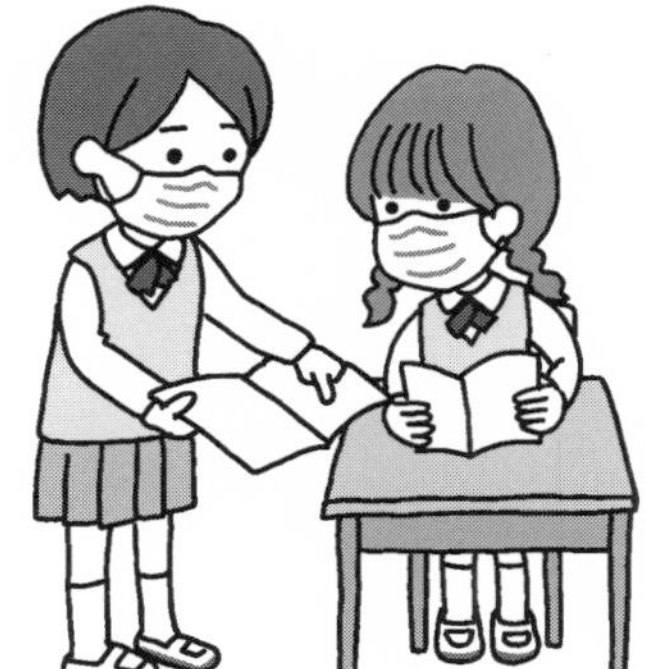

受験生といえども、友だちは大切です。受験期間という厳しい時期に、お互いに励まし合う仲間でもあります。もちろん、勉強でわからないことを聞いたり、最新情報を交換したりすることもできます。しかし、友だちが感染していた場合には自分も感染してしまうかもしれません。その逆もあります。このようなことを避けるためには、どうしたらよいでしょうか？

最も大切なことは、マスクの着用です。友だちも自分も、必ず着用しなければなりません。新型コロナに感染していても、マスクを着用していれば、飛沫のほとんどをマスク内に封じ込めることができます。そして、周囲の人々が感染者であっても、その飛沫を吸い込むことを減らすことができます。このとき、忘れてはならないことは手指消毒です。人は無意識のうちに、マスクの外表面に頻繁に触れます。そこにはウイルスが付着しているかもしれません。そのようなところに触れた手指で眼や鼻などの粘膜に触れれば感染してしまいます。そのため、「マスク＋手指消毒」を徹底します。

それでは、図書館や自習室などで友だちと一緒に勉強するのはどうでしょうか？　このときは全員がマスクを着用しているし、勉強中に大声で会話をすることもないので、感染の機会は減ります。しかし、そのような場所で友だちに質問したりするときには、小声にならざるを得ないので、顔を近付けてしまう心配はあります。

塾などで友だちと隣り合って授業を受けるときはどうでしょうか？　このときも同様であり、マスクを着用し、お互いに会話をしないようにします。そして、アルコール手指消毒を二〇〜三〇分毎に行います。

友だちから参考書などを借りた場合、その表面には友だちの手指が触れていますので、使用後にはアルコール手指消毒が必要です。しかし、参考書の内容の各ページはほとんど感染源にはならないでしょう。このウイルスがボール紙の表面で感染性を維持できるのは最大二四時間程度であることが知られています。(7) おそらく、通常の紙でも同様と推定されます。各ページをめくる頃にはウイルスは感染力をなくしていることでしょう。

受験生の日常編

⑥ 食事でのコロナを防ぐ！

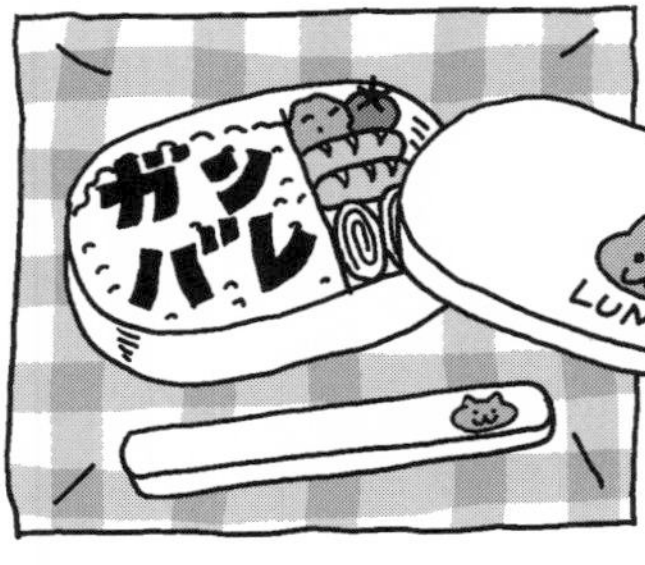

食事時のコロナ対策はとても重要です。食事のときにはマスクを取り外さざるを得ないからです。そして、周囲で食事をしている人々もマスクを取り外しています。すなわち、新型コロナに対して、最も無防備になるのが「食事のとき」であるといえます。このときには、他の人とテーブルを介して対面しないことが大切です。飛沫は前面に飛び出すので、向かい合っている人と一m以内でマスクを着用していない状況で会話をすることは絶対に避けましょう。どうしても、向かい合わざるを得ないときには「決して会話をしない」ということが大切です。会話をしなければ、飛沫を交換する機会は大きく減少するからです。

学校では教室で食事をすることがほとんどと思います。このときは全員が前を向いて食事をしていることから、お互いの会話がなければ、マスクを外したからといって新型コロナが容易に伝播することはありません。確かに、会話をしないということは生徒や学生には難しいことかもしれません。しかし、受験生のクラスでは我慢してもらうしかありません。一方、飲食店などでの外食では席を選ぶことができるので、対面には誰も座らないようにします。そのような場所を勉強の場として長時間利用するときも同様です。

それでは、自宅ではどうでしょうか？　この場合、家族とは時間差で食事をするようにします。受験生を除く家族で食事をして、受験生は自室か食卓で一人で食事をするようにします。家族といっても、無症状の感染者がいるかもしれないので、決して油断できません。

食器や箸については、使用後は食洗機で洗うか、洗剤と水道水で洗えば十分です。このような処理をした食器類には、感染性のあるウイルスは残存しないからです。そのため、受験生と家族で食器を別にする必要はありません。

自宅では毎日、食事をするのですから、十分な感染対策が必要です。窮屈な生活になるかもしれませんが、受験が終わるまでの我慢です。

塾・予備校編

⑦ コロナを防げる学習環境を知る

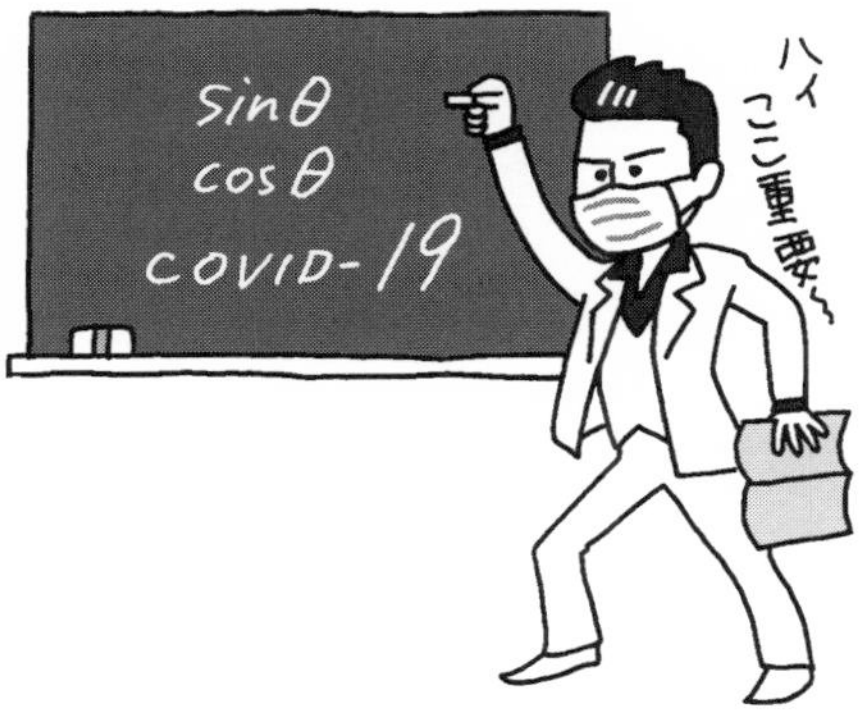

塾や予備校の状況が安全かどうかは、受験生にとって、とても重要なことです。多くの受験生が集まっている環境であるため、十分な対策が必要だからです。

最も大切なことは二つあります。「全員がマスクを着用していること」「二〇～三〇分毎に手指消毒をすること」です。座席間に身体的距離（一～二m）が確保されていればマスクの着用は必要ないのですが、そのような教室はほとんどないと思います。そのため、マスクを着用させて、受験生をお互いの飛沫から守ります。同時に、ウイルスが付着している手指で眼や鼻の粘膜に触れる前の手指消毒が必要です。教室では全員が、持参したアルコール手指消毒薬で繰り返し（二〇～三〇分毎）、手指消毒をすることが理想的です。

受験生にアルコール手指消毒の重要性を認識させるために、校舎の玄関・受付、各教室前・ラウンジ・自習室入り口などにアルコール手指消毒薬を設置することも適切です。ここに設置すれば、アルコールを持参することを忘れた受験生も使用できます。ときどき、アルコールではなく、次亜塩素酸水のボトルを設置しているところがあります。次亜塩素酸水は物品の消毒に使用するのであって、手指の消毒には不適切です。

生徒の各座席の椅子の間（机の上ではない）に衝立やアクリル板があれば、着席しているときにはマスクの着用は必要ないでしょう。隣の座席への飛沫の拡散を防ぐことができるからです。そして、講師と生徒の間に身体的距離が確保されていれば、講師はマスクもフェイスシールドも不要です。飛沫は一～二m以上飛散することはないからです。ビニールシートについても、講師と生徒の間に身体的距離が確保されていれば、設置は不要です。もちろん、講師は大声を出すのではなく、日常会話のボリュームで話します。

授業中、手袋を着用し続けている講師がいますが、アルコール手指消毒を繰り返す方が格段に有効です。手袋を着用していると、その間は手指消毒ができません。また、手袋が汚染した場合、そのまま様々なところに触れれば、ウイルスを付着させてしまいます。ときどき、手袋の上からアルコール手指消毒をしている人をみかけますが、そのような方法は感染対策としては逆効果となります。アルコールは手指全体に擦り込むことが大切ですが、手袋を着用していると擦り込みが難しくなります。また、手袋にアルコールを繰り返して塗布していると、目にみえない小さな孔があくことがあります。そのような対策は是非とも止めましょう。

換気については、常時開放ではなく、授業毎の換気でよろしいでしょう。通常、教室は換気が十分なように設計されているし、このウイルスは例外を除いて空気感染しないからです。冬季の寒い時期に窓を開けっぱなしにすれば、寒気が教室に流れ込み、暖を取れなくなり、受験生は体力を消耗します。夏季であれば冷房の効果が減弱し、熱中症の問題も発生します。空気清浄機については、全く意味がないということはありません。構造上、教室の換気が不十分の場合には役立つと思います。

授業前や生徒の入れ替え後に机やドアノブなどを消毒することは適切です。ただ、あまりにも多くの生徒が触れることから、生徒へ手指消毒の徹底を啓発する方が有効です。

教室への入室時の検温はある程度有効でしょう。しかし、新型コロナの感染者の多くが発熱していないことから、検温だけでは感染者の入室を完全に回避することができません。ただ、発熱していることに気付いていない受験生を早期に発見し、医療機関に受診させることができるメリットはあります。

家族と自宅編

⑧ コロナの持ち込みを防ぐ！

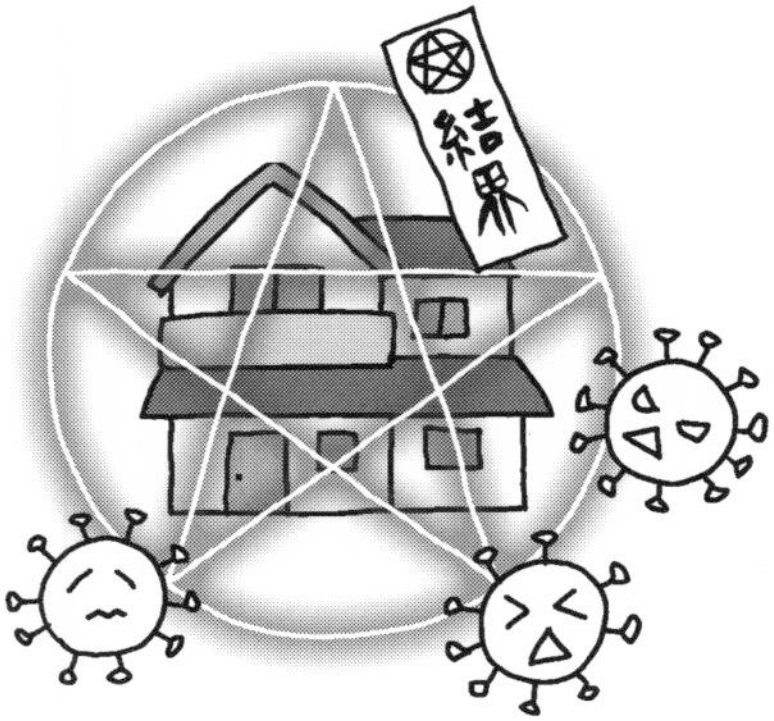

受験生の自宅に新型コロナを持ち込むことは、是非とも避けたいと思います。そのためには、玄関にアルコール手指消毒薬を設置しておき、すべての家族は帰宅時に手指消毒をします。それによって、手指に付着しているウイルスが自宅の環境表面や物品に付着することを避けることができます。同時に、マスクも玄関で取り外すようにします。マスクの外表面にはウイルスが付着しているかもしれないからです。使い捨てマスクならば、そのままゴミ箱に廃棄します。布マスクであれば、洗濯機に入れて、他の衣類と一緒に洗濯します。マスクを取り外すときには、手指消毒をしてから耳紐部分をつかんで取り外します。そして、マスクを取り外した後には再度、手指消毒をします。

カバンや荷物などは、他の人が頻繁に手指を触れるような物品ではないことから、それほど厳しく対応する必要はありません。しかし、その表面にはウイルスが付着している可能性は否定できないので、それらに触れたら手指消毒をします。コートなどについては、玄関に吊るしておきます。上着も通常の取り扱いで構いません。ときどき、コートや上着などにアルコールを吹き付けている人がいますが、それは止めましょう。消毒薬の吹き付けは効果が期待できないばかりでなく、吸い込んでしまうので有害です。消毒薬が効果を示すためには、ある程度の接触時間が必要です。吹き付けたからといって、コートや上着の表面に満遍なくアルコールが染み透るということはありません。また、アルコールを吹き付けたとしても、その多くが途中で揮発してしまいます。

受験生の衣類の洗濯については、他の家族の衣類と一緒で構いません。たとえ、家族の誰かが感染者であったとしても、洗濯後の衣類が感染源になることはないからです。洗濯機では大量の水道水が使用されて衣類が洗濯されるので、たとえ、新型コロナが付着していたとしても、洗い流されてしまいます。

家族と自宅編

⑨ コロナの飛沫感染を防ぐ！

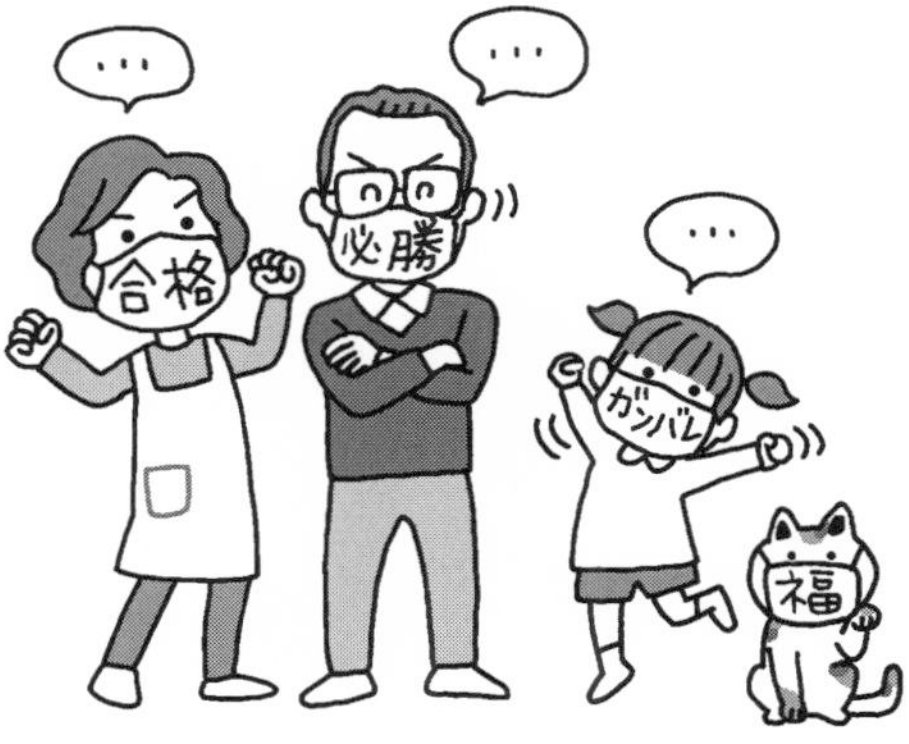

受験生は自宅では家族と一緒に長時間の生活をしています。その間、会話をしたり、一緒に食事をしたりして、飛沫に曝露する機会は多くなります。万が一、家族に新型コロナに感染した人がいた場合、受験生が飛沫に曝露して感染する可能性は高くなります。実際、同居家族の一人が感染者であった場合、他の家族が感染する確率は一〇～四〇％といわれています。(8) すなわち、受験生にとっては「自宅が新型コロナに感染する危険性が最も高い場所」であることを強く認識することが大切です。

そのため、受験が終わるまでは、受験生を家族からの感染から守ることが最優先となります。

受験生は可能な限り、自室で勉強してもらいます。そして、家族といえども、受験生と会話をするときにはマスクを着用します。もちろん、受験生も着用します。身体的距離（一～二m）を確保することができれば、必ずしもマスクの着用は必要ないのですが、日常生活の中では、うっかりマスクを着用し忘れて二m以内で会話をする、ということは十分にあり得ます。そのようなことを避けるためには、受験生は自室から出るときには、自宅であっても、四六時中マスクを着用します。もちろん、自室内ではマスクの着用は必要ありません。

食事のときにはマスクを取り外さざるを得ないので、感染するリスクが高くなります。そのため、受験生と家族が同時に食事をすることがないように、時間差で食事をします。もしくは、受験生は自室に食事を持ち込んで、一人で食べるとよいでしょう。

食器については、食洗機があれば、それで洗った食器を使用しても構いません。食洗機がなくても、通常通り、水道水と洗剤にて食器を洗うことで問題ありません。家族の誰かが感染者であった場合、飛沫や唾液が食器や箸などに付着することになりますが、洗った後の食器を介して感染することはありません。そのため、毎食後に、食器や箸を漂白剤などに漬ける必要はありません。

家族と自宅編

⑩ コロナの接触感染を防ぐ!

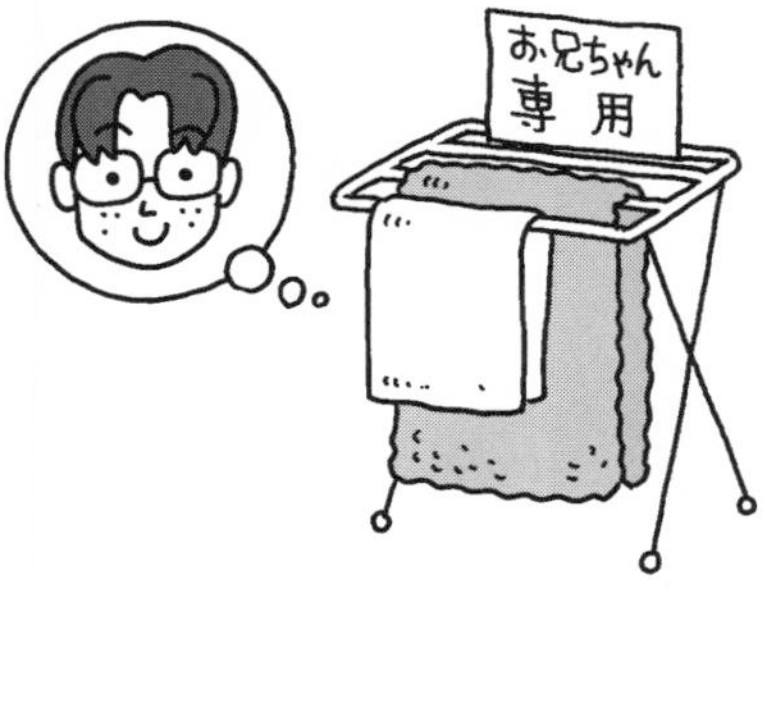

新型コロナの最も重要な感染経路は飛沫感染ですが、接触感染もあり得ます。この場合の接触感染というのは、ウイルスが付着している環境表面などに手指が触れ、その手指にウイルスが移動し、そのまま受験生が自分の眼や鼻などの粘膜に触れることによって感染する、ということです。そのため、手指消毒を徹底すれば、接触感染を防ぐことができます。それに加えて、ウイルスが付着しているかもしれない環境表面を除菌シートなどによって拭き取る、ということも重要な感染対策となります。この場合、「手指の高頻度接触面」がどこなのか、ということをイメージすることがとても重要です。そこを重点的に拭き取ればよいからです。床や壁のようなところには手指が触れることはほとんどないので、拭き取りの対象外となります。

受験生の自室に誰も立ち入らないのであれば、環境表面にウイルスが付着していることはありません。しかし、リビングルーム、トイレ、風呂場などの共有場所では、ウイルスが付着しているかもしれません。リビングルームではテーブルの上や椅子の肘掛けなど、トイレではドアノブ、電気のスイッチ、温水洗浄便座のスイッチ、トイレの使用後に水を流すための洗浄ボタン（レバー）などがあります。風呂場も同様に、ドアノブや電気のスイッチが「手指の高頻度接触面」となります。このようなところは除菌シートなどで拭き取るとよいでしょう。

環境表面ばかりでなく、共有物についても注意を払います。トイレのタオルや風呂のバスタオルなどは、決して家族と共有してはいけません。感染者が使用したタオルにはウイルスが付着している可能性があり、それを使って顔などを拭けば、ウイルスが眼や口などの粘膜から体内に侵入してしまうからです。そのため、バスタオルは一人一枚にします。トイレはタオルではなく、ペーパータオルを用いるとよいでしょう。少しお金がかかるかもしれませんし、ゴミも増えますが、受験が終わるまでの期間限定の対応です。

家族と自宅編

⑪ 外出時のコロナリスクを下げる

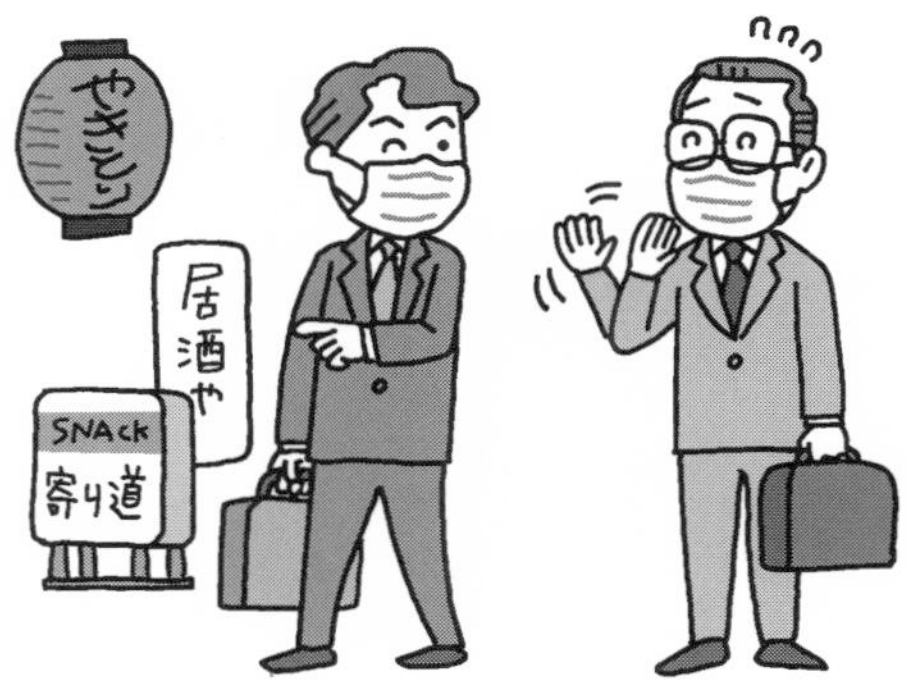

受験生の親は、自分が子どもへの新型コロナの感染源にならないように、細心の注意を払うべきです。親が外出中（通勤や仕事、買い物、忘年会や新年会など）に感染し、それを自宅に持ち帰ることは、是非とも避けなければなりません。そのため、受験が終わるまでは、親も他の人と接触する回数を減らす努力をします。特に、マスクを取り外すような会食や飲み屋での宴会はウイルス伝播の最たる機会でもあるので、今年に限っては忘年会や新年会といえども、欠席することをお奨めします。確かに、宴会場も感染対策を強化して、客の感染を防ぐ努力をしているので、感染の機会は随分減っていると思います。しかし、受験生を抱えた親は特別です。子どもを守るためには、欠席はやむなしと考えてください。

新年になって、神社などに合格祈願に行く親もいるかもしれません。受験生が行くことは時間的な浪費となり、感染の機会が増えることから、親や家族が代理となって祈願することがあります。しかし、多くの人々が参拝に訪れているであろう神社などには、感染者も紛れ込んでいることでしょう。そのような場所には、近付かないことがベストと思います。

それでは、買い物はどうでしょうか？　食料品などの生活用品の購入は必須のことです。この場合、マスクを着用し、二〇～三〇分毎に手指消毒をするという厳重な感染対策の下で買い物をします。そうすれば、親がデパートやグローサリーなどで感染して、自宅にウイルスを持ち帰る機会は大きく減少します。親が通勤や仕事に出かけるときも同様であり、特に、満員バスや電車に乗車するときには、必ずマスクを着用して、二〇～三〇分毎に手指消毒をします。会社でも多くの人々が仕事をしていることから、その中には無症状や発症前日の感染者がいるかもしれません。やはり、マスクの着用と手指消毒を徹底します。

移動・宿泊編

⑫ 交通機関を利用した移動でのコロナを防ぐ！

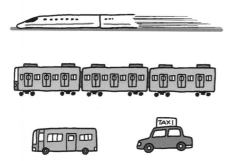

試験会場への移動時に新型コロナに感染することは、是非とも避けなければなりません。潜伏期間（一～一四日間）は最短で一日であることから、往路で感染すると、二日目に症状がみられ、受験そのものが困難になるかもしれません。

試験会場には公共交通機関（バス・電車）を利用して移動することがほとんどですが、そこには受験生のみならず、通勤客も乗車しています。そして、多数の人々が同じ空間に数十分から数時間一緒にいることから、感染のリスクが高まります。ここで強くお奨めしたい感染対策は「サージカルマスクを着用し、二〇～三〇分毎にアルコール手指消毒を繰り返す」というものです。これは極めて有効な感染対策です。布マスクは飛沫を周囲に飛散させないことを目的としていますが、サージカルマスクはそれに加えて、飛沫を吸い込まないことにも有効です。ただし、アルコール手指消毒との併用で効果がみられます。サージカルマスクであっても、外表面にはウイルスが付着しているかもしれません。そこに無意識に触れた手指で眼や鼻の粘膜に触れれば感染してしまいます。そのようなことを避けるためにアルコール手指消毒を併用します。

満員バスや電車の中では、空気中に浮遊しているウイルスを吸い込んでしまうのではないか、と心配する人がいますが、そのようなことを考える必要はありません。このウイルスは、よほどの条件がそろわない限り、空気感染しないからです。

多数の人々に接触しないように、タクシーを利用する受験生もいることでしょう。タクシーの利用によって、不特定多数の人々との接触は避けることはできます。しかし、扉などの「手指の高頻度接触面」に触れた場合の手指消毒は必須です。二〇～三〇分毎のアルコール手指消毒は忘れないようにしましょう。特に、友だちと一緒にタクシーに乗車する場合は、友だちが無症状もしくは軽症の感染者の可能性があるので、タクシーの中といっても油断しないようにしましょう。

移動・宿泊編

⑬ 宿泊先でのコロナを防ぐ！

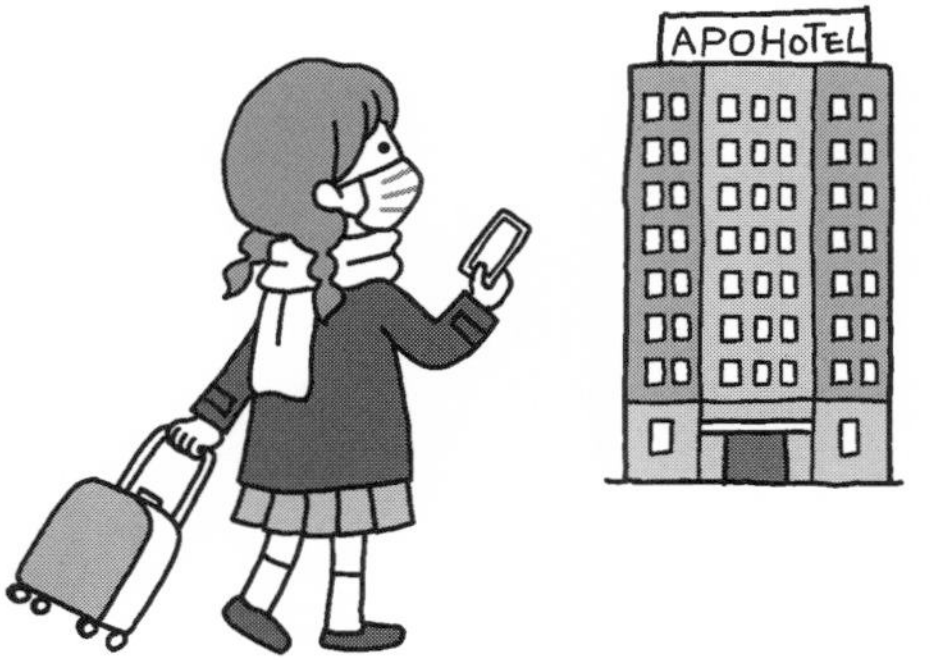

遠方での受験の場合、ホテルなどの宿泊施設に泊まることになります。このとき、フロントには他の宿泊客もいることから、飛沫に曝露しないようにサージカルマスクを着用し、アルコール手指消毒を行います。とにかく、ホテルの玄関を入ってから、自分の部屋に入るまでは油断しないようにします。

食事をすることは最も感染のリスクが高い状況を作り出します。マスクを取り外さざるを得ないし、周囲の人々も取り外しているからです。そのため、宿泊時の食事は自分の部屋ですることをお奨めします。コンビニなどで弁当を購入して、自分の部屋に持ち込むのです。現在はレストランなどでも十分な感染対策を実施していますが、受験生は徹底した感染予防をしたいと思います。もし、レストランで食事をするならば、食事の直前までマスクを着用します。特に、食事を注文するときにマスクを外さないようにします。そして、食事を終えたら、すぐにマスクを着用します。

このような感染対策を実施するためには、サージカルマスクとアルコール手指消毒薬は必須のアイテムです。サージカルマスクは空気がマスクを通過するときに飛沫を捕獲してくれます。しかし、唾液や飛沫などで濡れてしまうと、空気の通過量が減少し、マスクと顔の隙間から空気が漏れ込んできます。そのため、一日に少なくとも二枚（午前一枚、午後一枚など）は交換するようにしましょう。マスクの外表面にはウイルスが付着しているかもしれないので、使用後のマスクはゴミ箱に廃棄します。

受験生がサウナを利用することはあまりないと思いますが、大浴場を利用することはあるかもしれません。このときは、脱衣室が危険な場所です。ほとんどの人々がマスクを取り外しており、比較的狭い空間に多数の人々がいるからです。そのため、入浴ぎりぎりまでマスクを着用し、入浴を終えたらすぐにマスクを着用します。そして、自分の部屋に戻ってきたら、アルコール手指消毒をします。

模試・入試会場編

⑭ 会場でのコロナリスクを知る

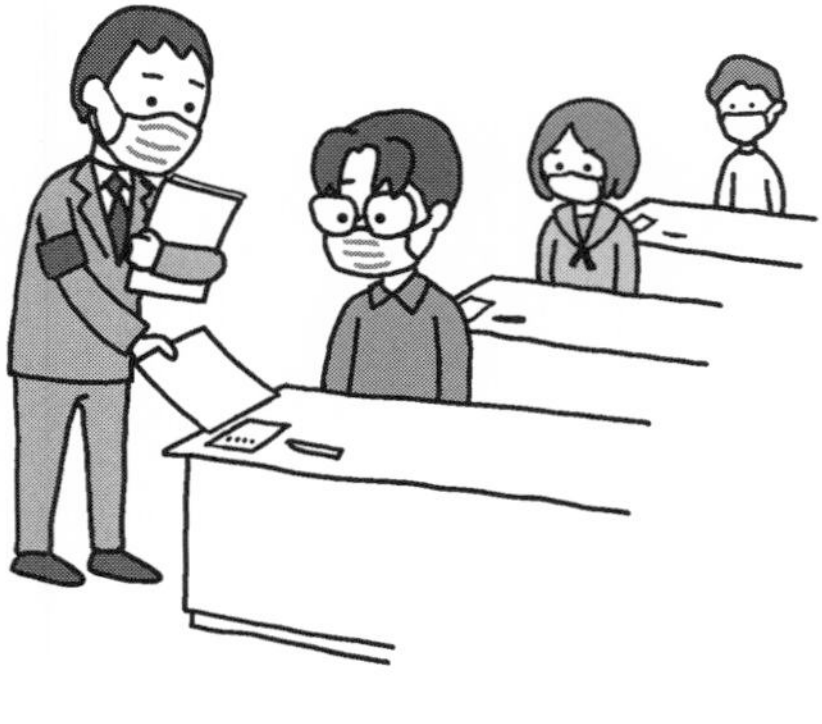

模試や入試の会場でも新型コロナに感染しないようにしなければなりません。模試で感染してしまったら、本番の入試に大きなダメージとなります。本番の入試会場で感染すれば、複数の学校を受験する受験生では、次の学校の入試が危うくなります。そのため、模試・入試会場のどこに危険が潜んでいるかを知ることは、感染予防としてとても重要なことです。

試験会場には何百人から何千人もの受験生が訪れています。そのなかには、新型コロナの流行地域からの受験生もいることから、試験会場には感染者がいる可能性が高いことを認識すべきです。受験生の年齢は若く、十代であることがほとんどであることから、感染していても無症状であったり、ごく軽度の症状ゆえに感染していることに気付かないこともあります。あまりにも軽症なので、まさか自分が新型コロナに感染しているとは思わず、受験に来ている人もいるかもしれません。さらに、二〜三日間の受験日程の間に発症する受験生もいる可能性があります。そのような受験生には感染性があり、しかも、試験会場に何時間も滞在することから、周囲の環境をウイルスで汚染する可能性があります。特に、ドアノブや手すりといった「手指の高頻度接触面」が感染源になりやすいといえます。さらに、会場の出入り口では多くの受験生が交差し、混み合った状況となります。トイレも混み合った状況となることでしょう。また、昼食時には一斉に食事をするため、マスクを外した受験生が一堂に会することになります。そのような場所では、飛沫に曝露する機会は増えるといえます。

受験日のほとんどが冬期であることから、試験会場の室内温度を確保するために、試験中は窓や扉が閉められます。そのため、空気感染を心配する人もいるかもしれません。そのような心配は必要ありません。このウイルスは飛沫感染するのであり、空気感染は例外的な状況でのみ発生するからです。そして、試験会場は大学や高校などの施設であることが多く、室内の換気回数が確保されています。空気のウイルス汚染については心配せず、飛沫への曝露を回避することに全力を尽くしましょう。

模試・入試会場編

⑮ 会場でのコロナを防ぐ！

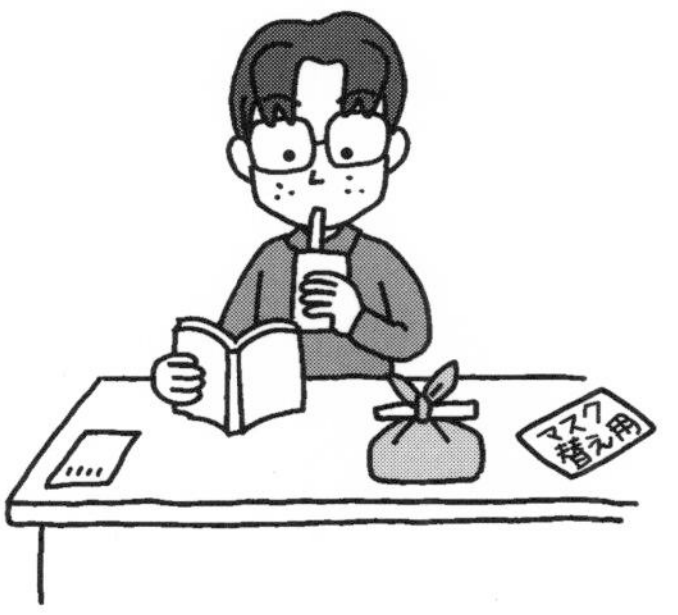

模試や入試の会場は新型コロナに感染しやすい状況であることから、集中的な感染対策を実施します。そのためには、マスクを着用して、二〇～三〇分毎にアルコール手指消毒をします。試験の真っ最中は手指消毒をできませんが、休憩時間や昼食時間などでは必ず手指消毒をします。

特に、受験生は布マスクではなく、サージカルマスクを着用することをお奨めします。布マスクは感染者が飛沫を周囲に飛散させないために着用します。サージカルマスクも同様の効果がありますが、それに加えて三層構造となっており、フィルタにて飛沫を捕獲する効果があります。医療では、細菌ろ過率（細菌を含む約三㎛の粒子が除去される割合）が九五％以上のマスクとして知られています。ただし、サージカルマスクの効果を期待するためには手指消毒と併用することが大切です。サージカルマスクであっても、その外表面にはウイルスが付着している可能性があり、多くの人は無意識のうちにマスクの外表面に触れて、そのまま眼や鼻の粘膜に触ることがあるので、アルコール手指消毒によって、ウイルスの伝播経路を遮断します。

感染対策をさらに強化するならば、サージカルマスクは一日二～三枚（午前に一枚、午後に一枚など）を使用するとよいでしょう。マスクは濡れたら効果が減弱するからです。マスクを使い続けると、その内側には唾液や飛沫が付着し、フィルタが目詰まりします。そのため、息を吸ったときに、空気がマスクを通過してろ過されることがなく、マスクと顔の隙間から漏れ込んできます。そのため、マスクのフィルタの効果が減弱するのです。濡れた頃に新しいマスクに交換すれば、フィルタの効果が期待できます。マスクの外表面にはウイルスが付着している可能性があるので、使用後のマスクはゴミ箱に廃棄します。

会場での昼食のときにはマスクを取り外さざるを得ません。周囲に感染者がいて、その人がマスクを着用せずに咳き込めば、飛沫が飛んできます。そのため、マスクを外して食事をするときには、周囲の人々から身体的距離を確保するようにします。それが困難ならば、壁を向いて食べるようにします。

定番編

⑯ インフルエンザを防ぐ！

インフルエンザに罹患すると、発熱・咳・全身倦怠感などがみられます。症状からは、新型コロナと区別することはできません。インフルエンザも新型コロナと同様に飛沫感染がメインの感染経路であり、ウイルスが付着した手指が眼、鼻、口の粘膜に触れることによっても感染することがあります。

そのため、インフルエンザを防ぐための感染対策は、新型コロナと同様に「サージカルマスクを着用し、二〇～三〇分毎にアルコール手指消毒を繰り返す」ということになります。すなわち、新型コロナ対策を徹底することは、インフルエンザ対策にもなります。インフルエンザと新型コロナの大きな違いは、インフルエンザにはワクチンと抗インフルエンザ薬（タミフル®など）があるということです。そのため、受験生は是非ともインフルエンザワクチンを接種することをお奨めします。インフルエンザワクチンは接種してから、二週間程で効果が出てきますので、インフルエンザの流行期（通常は一月下旬）になる二週間前には接種します。このワクチンはインフルエンザA型が二種類、B型が二種類の計四種類の型に対するワクチンです。

抗インフルエンザ薬はインフルエンザに罹患した人が用いる薬剤ですが、インフルエンザ患者に濃厚接触をした場合には、発症しないように予防投与（内服や吸入）をすることがあります。ただし、予防投与は保険適用外となり、自費診療となります。また、その対象者はインフルエンザ患者の同居家族や共同生活者であり、かつ、「高齢者（六五歳以上）」「慢性呼吸器疾患又は慢性心疾患患者」「代謝性疾患患者（糖尿病など）」「腎機能障害患者」となっています。そのため、これらの条件に当てはまらない受験生が予防投与をした場合、重大な副作用が出ても、厚生労働省の「医薬品副作用被害救済制度」の対象外になるかもしれません。実際には、副作用がみられることはほとんどありませんが、このようなことを十分に理解したうえで、予防投与をするかどうかを判断してください。

定番編

⑰ インフルエンザワクチンを知る

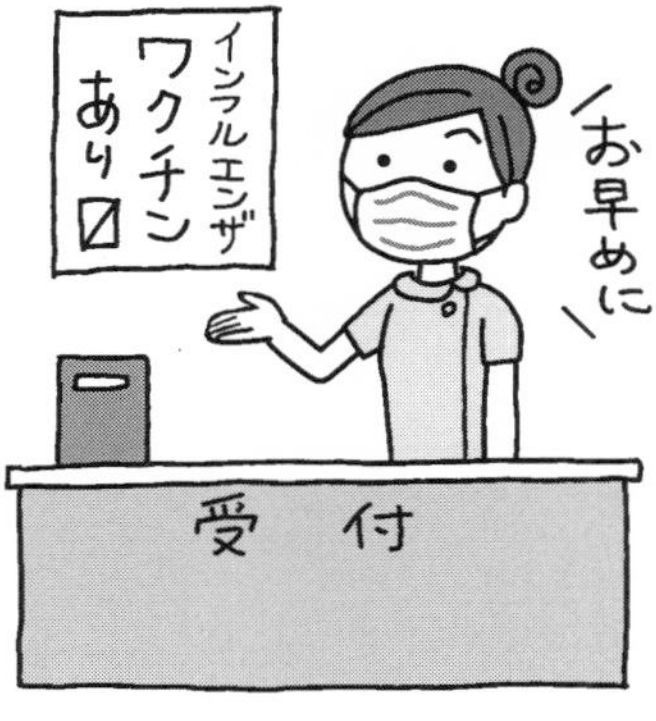

インフルエンザに罹患したとき、その症状からは新型コロナと区別することができません。そのため、病院や診療所では、新型コロナ感染者に準じた対応をすることでしょう。この場合、すぐには受診に応じてもらえないこともあります。そのような状況では受験前の大切な時間と体力を消耗してしまいます。それを回避するために、受験生および同居家族は是非ともインフルエンザワクチンを接種して下さい。これは「感染を防ぐため」「感染しても重症化しないため」そして、「感染しても周囲の人々にウイルスを伝播させないため」です。

インフルエンザワクチンを接種するために病院や診療所に受診すると、「そこには新型コロナ感染者がいて、自分にウイルスが伝播するのではないか?」と心配する人がいます。それがワクチン接種の足かせとなっているようです。しかし、サージカルマスクの着用と二〇~三〇分毎の手指消毒の繰り返しを徹底すれば、感染することはありません。インフルエンザワクチンを接種しないことによるダメージの方が大きいと考えてください。

過去には、卵アレルギーのある人にはインフルエンザワクチンを接種しないことがありました。インフルエンザワクチンには極少量ですが、卵の成分が含まれているからです。しかし、現在は卵アレルギーとインフルエンザワクチンアレルギーは関連がないことが判明しているので、卵アレルギーの人であっても、接種できます。(9) もちろん、インフルエンザワクチンの接種によって、重篤なアレルギーを経験した人は接種できません。

インフルエンザワクチンを接種したからといって、感染対策を緩めてはいけません。接種しても感染することがあるからです。ワクチンの有効性は年によって異なりますが、有効な年であっても五〇～六〇％程度です。これはインフルエンザ患者が一〇人いた場合、ワクチンを接種していれば五～六人は感染しなかったであろう、ということです。そのため、インフルエンザワクチンを接種したとしても、サージカルマスクの着用とアルコール手指消毒は必要です。

定番編

⑱ ノロウイルスを防ぐ！

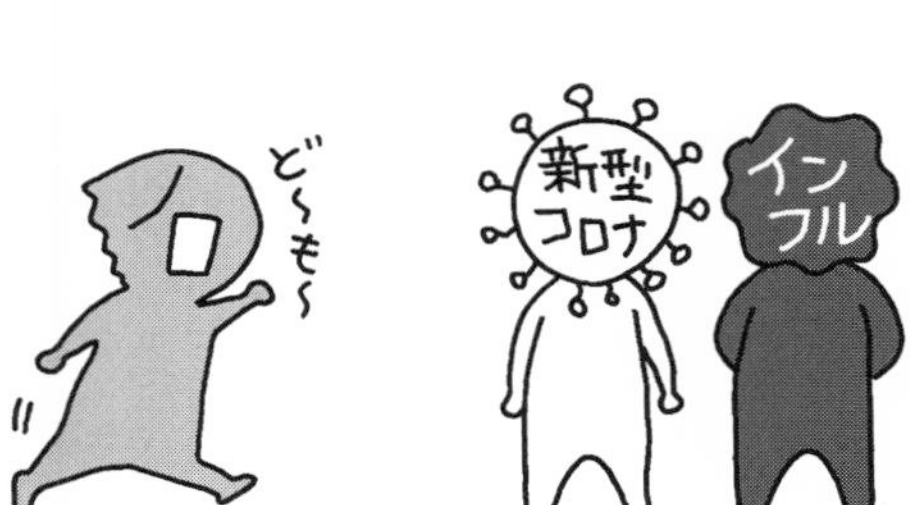

冬季に流行するのは風邪やインフルエンザだけではありません。ノロウイルスも流行します。ノロウイルスの潜伏期間は一～二日間であり、その後、下痢・嘔吐・吐き気・腹痛などの症状がみられます。下痢または吐き気だけの人もいます。また、微熱や筋肉痛がみられることもあります。突発的な下痢や嘔吐がみられることも多いです。このような症状は一～三日後に回復しますが、幼児や高齢者や入院患者では四～六日間も症状が持続することがあります。

ノロウイルス感染者の便中のウイルス量のピークは感染後二～五日ですが、感染後四週間はウイルスが便中に検出されます。ノロウイルスに感染している人の三〇％程が無症状ですが、無症状の人もウイルスを便中に排出しています。

嘔吐物にもウイルスが含まれていることから、嘔吐物はペーパータオルにて除去し、その後、環境表面を漂白剤で消毒します。このとき、嘔吐物を取り扱う人が感染しないように手袋を着用し、処理後は手袋を取り外して、手洗いをします。嘔吐直後の嘔吐物のエアロゾルには感染性があるので、嘔吐が発生したときには迅速に換気します。

ノロウイルス対策で重要なことは手洗いです。アルコールはノロウイルスに対する効果が不十分であることが知られています。しかし、最近はアルコールを酸性化することによって、ノロウイルスにも有効性のある手指消毒薬が販売されています。ノロウイルス、インフルエンザウイルス、新型コロナのすべてに対応するため、そのような製剤を使用するとよいでしょう。

受験生の同居家族がノロウイルス感染症となった場合は、特に、トイレでの感染を防ぐ努力が重要です。トイレのドアノブ、温水洗浄便座のスイッチ部分、洗浄ボタン（レバー）は漂白剤にて消毒し、このようなところに触れた後には手洗いをします。そして、トイレのタオルは共有しないようにします。ペーパータオルを使用するとよいでしょう。

下痢や嘔吐のある家族が使用した食器や箸などは、通常の洗剤を用いて洗うことで十分です。使い捨てにする必要はありません。また、洗濯物も下痢や嘔吐のある家族のものと、それ以外の家族のものを一緒に洗濯して構いません。洗濯後の衣類などで、ノロウイルスが感染したという事例はないからです。

定番編

⑲ 新型コロナに似た症状の感染症を知る

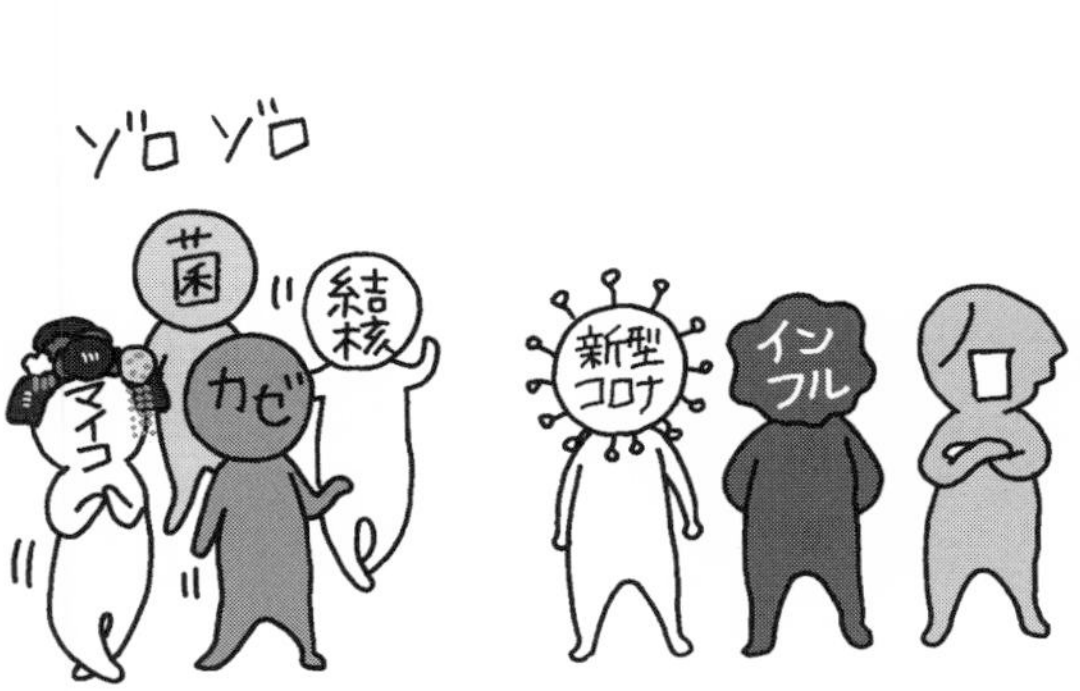

新型コロナの流行により、発熱や咳があると、新型コロナに感染したのではないか、と心配になります。確かに、新型コロナに感染したことが判明したら、たとえ入院隔離されなくても、周りの人からの目線が気になります。そのため、何か症状があっても、病院や診療所への受診を控えてしまうことがあるかもしれません。特に、受験直前の大事な時期では、新型コロナによる精神的ダメージは避けたいと思います。

発熱や咳の原因は新型コロナだけではありません。若い人ではマイコプラズマ肺炎がありえます。これに罹患すると、頑固な咳と発熱がみられるようになります。若い人であっても入院が必要となり、抗菌薬による治療が行われることもあります。もちろん、通常の感冒ウイルス（アデノウイルス、ライノウイルスなど）による、いわゆる「風邪」のこともあるし、細菌性肺炎のこともあります。また、頻度は高くないのですが、結核もあり得ます。結核は微熱や咳が二週間以上続くときには疑うことになります。

女性では発熱の原因が腎盂腎炎によることがあります。これは腎臓に細菌が入り込むことによる感染症であり、ときどき、腰痛を伴います。重篤になると全身の血液に細菌が回る菌血症になることがあるので、抗菌薬による治療が必要です。そのため、病院や診療所へ受診することが大切です。

咽頭痛は新型コロナでみられることがありますが、細菌性扁桃炎などの感染症のこともあります。細菌性扁桃炎では必要に応じて抗菌薬による治療を行います。頭痛も新型コロナでみられることがある症状ですが、髄膜炎でもみられます。髄膜炎のほとんどがウイルス性であり、自然に治癒することが多いのですが、細菌性髄膜炎などでは重症化し、生命が危うくなることもあります。

このように、発熱・咳・頭痛・咽頭痛などを引き起こす疾患には様々なものがあるので、自己判断して対応が遅れることのないようにしましょう。

定番編

⑳ 家族に感染症患者が出たらどうする？

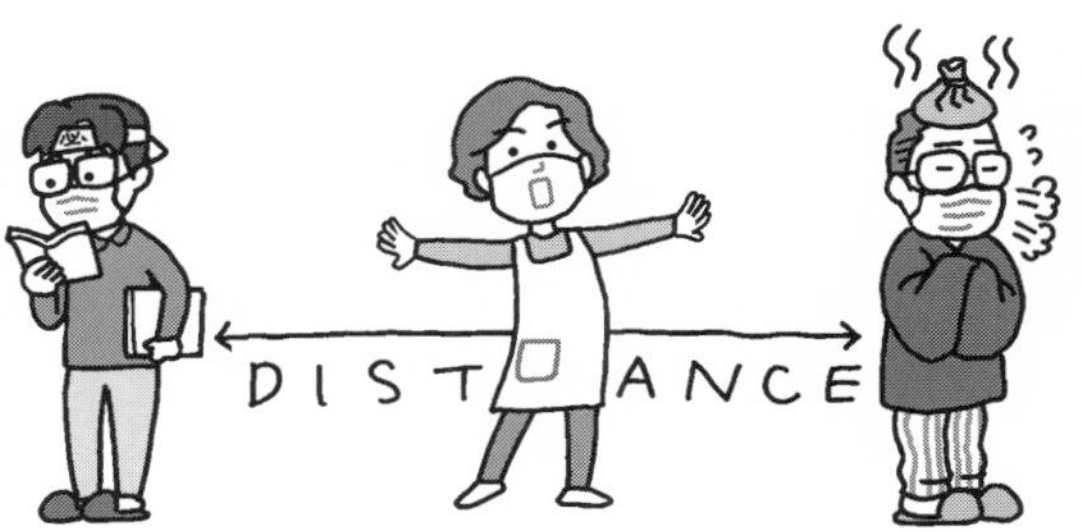

受験生の同居家族がインフルエンザやノロウイルス感染症などに罹患した場合、受験生を感染症から守らなければなりません。そのためには、感染症に有効な感染対策を同時かつ徹底的に実施する必要があります。同居家族は受験生と濃厚接触をする機会が多いからです。

まず、受験生は可能な限り、自室で勉強します。家族との接触の機会を最小限にします。そして、食事は自室で食べるか、時間差で食卓で食べます。食事は家族団らんの時間ですが、全員がマスクを取り外して、飛沫を交換し合うため、インフルエンザなどの感染症が伝播しやすい機会となります。そのため、特に、食事のときの感染対策は徹底します。

入浴については、受験生は家族の中で最初に入浴します。ノロウイルスに感染した家族が先に湯船に入ってしまうと、ウイルスがお湯に浮遊し、顔などを洗うときに口に入ってしまうかもしれません。また、ウイルスで汚染したバスタオルを共有してしまうかもしれません。下痢や嘔吐のある家族は最後に入浴することも大切です。

自宅内であっても、受験生は家族からの感染を防ぐために、二m以内に近付かないようにします。近付かざるを得ないときにはサージカルマスクを着用します。これによって、飛沫感染するインフルエンザやマイコプラズマなどの感染を防ぐことができます。もちろん、手指消毒も行います。そして、下痢や嘔吐のある家族がいれば、トイレの「手指の高頻度接触面」（ドアノブなど）を一日に二〜三回程度は消毒するとよいでしょう。

受験生は人生の分岐点に立っている人であるといえます。そのような重大な局面において全力が発揮されれば、その結果を受け入れることができるでしょう。しかし、新型コロナのような感染症に罹患したことによって、実力が発揮できなければ大きな後悔が残ります。

新型コロナなどの感染症に罹患しない方法は、病原体の感染経路を理解し、それを遮断することです。新型コロナやインフルエンザは飛沫によって伝播していきます。また、ドアノブのような「手指の高頻度接触面」から手指を介して眼、鼻、口の粘膜に付着して感染することもあります。そのため、これらの感染症から受験生を守るための最も有効な方法は「常にマスクを着用し、二〇〜三〇分毎に手指消毒をする」ということになります。そして、マスクを取り外さざるを得ないとき（特に、食事のとき）には、周囲二m以内に人がいないことを確認することも大切です。これらを徹底すればウイルスは体内に侵入することはできなくなります。

新型コロナでは「無症状の感染者」や「症状が出る一日前の感染者」もウイルスを周囲に飛散させています。そのため、同居家族であっても、健康な友だちであっても、油断できません。学校や塾、往復の交通機関のみならず、図書館や自宅でも常に警戒が必要です。

受験勉強だけでも大変な時期に、感染対策も徹底することは大きな負担になることでしょう。しかし、十分な感染対策をして、このような重大な局面を乗り越えれば、明るい未来が待っています。頑張ってください。

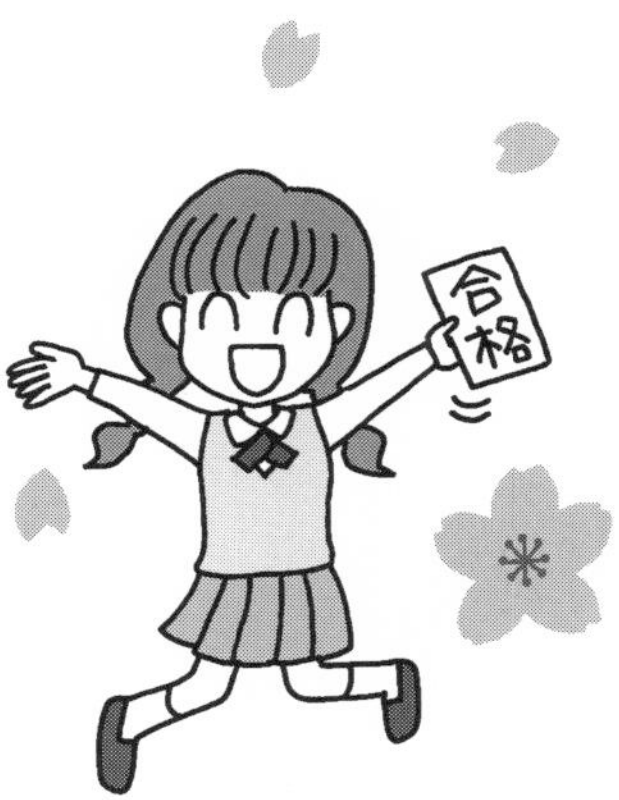

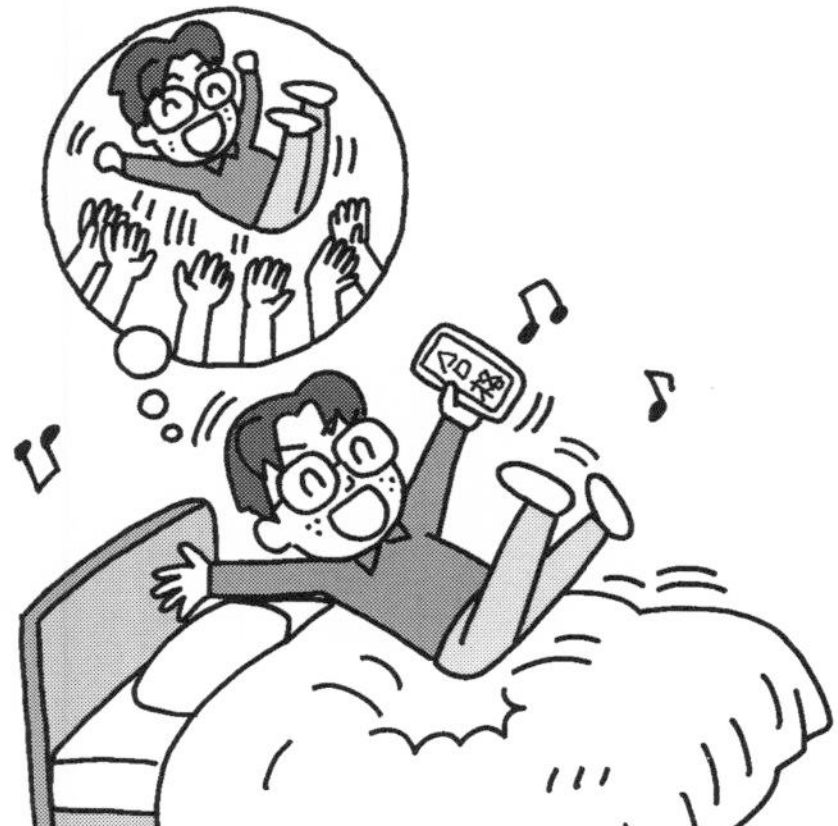
合格

文 献

（1）Burke RM et al：Symptom profiles of a convenience sample of patients with COVID-19 — United States, January–April 2020
https://www.cdc.gov/mmwr/volumes/69/wr/pdfs/mm6928a2-H.pdf
（2）Tenforde MW et al：Symptom duration and risk factors for delayed return to usual health among outpatients with COVID-19 in a multistate health care systems network — United States, March–June 2020
（3）厚生労働省健康局長：新型コロナウイルス感染症を指定感染症として定める等の政令の一部を改正する政令等について（施行通知）
https://www.mhlw.go.jp/content/000683018.pdf
（4）WHO：Guidelines on hand hygiene in health care, 2009.
http://whqlibdoc.who.int/publications/2009/9789241597906_eng.pdf
（5）CDC：Guideline for hand hygiene in health-care settings, 2002.
https://www.cdc.gov/mmwr/PDF/rr/rr5116.pdf
（6）厚生労働省：新型コロナウイルス感染症の発生に伴う高濃度エタノール製品の使用について（改定（その2））
https://www.fdma.go.jp/laws/tutatsu/items/200423_kiho_jimu2.pdf
（7）van Doremalen N et al：Aerosol and surface stability of SARS-CoV-2 as compared with SARS-CoV-1. N Engl J Med 382(16)：1564-1567, 2020

(8) Klompas M et al：Airborne transmission of SARS-CoV-2：Theoretical considerations and available evidence. JAMA 324(5)：441-442, 2020

(9) CDC：Prevention and control of seasonal influenza with Vaccines：Recommendations of the Advisory Committee on Immunization Practices — United States, 2016–17 influenza season
http://www.cdc.gov/mmwr/volumes/65/rr/pdfs/rr6505.pdf

本書は感染対策のポータルサイト「感染対策Online　Van Medical」で二〇二〇年一〇月に連載したものに加筆・修正を加え、新たに項目を追加し、まとめたものです。

著者略歴

矢野 邦夫

浜松医療センター　院長補佐 兼 感染症内科部長 兼 衛生管理室長

■ 略歴

1981年3月　名古屋大学医学部卒業
1981年4月　名古屋掖済会病院
1987年7月　名古屋第二赤十字病院
1988年7月　名古屋大学　第一内科
1989年12月　米国フレッドハッチンソン癌研究所
1993年4月　浜松医療センター
1996年7月　米国ワシントン州立大学感染症科　エイズ臨床短期留学
　米国エイズトレーニングセンター臨床研修終了
1997年4月　浜松医療センター　感染症内科部長（現職）
1997年7月　同上　衛生管理室長（現職）
2008年7月　同上　副院長
2020年4月　同上　院長補佐（現職）

＊医学博士　＊浜松医科大学　臨床教授　＊三重県立看護大学　客員教授
＊インフェクションコントロールドクター　＊感染症専門医・指導医
＊抗菌化学療法指導医　＊日本エイズ学会認定医・指導医
＊血液専門医・指導医　＊日本輸血学会認定医　＊日本内科学会認定医
＊日本感染症学会・日本環境感染学会　評議員　＊日本医師会認定産業医

■ 著書

ばっちり安心な 新型コロナ感染対策 旅行編20、うっかりやりがちな 新型コロナ感染対策の間違い15、7日間できらりマスター　標準予防策・経路別予防策と耐性菌対策、救急医療の感染対策がわかる本、手術医療の感染対策がわかる本、知っておきたい　クロストリディオイデス・ディフィシル感染対策Point20、知って・やって・覚えて　医療現場の真菌対策、見える！わかる！！病原体はココにいます（以上、ヴァンメディカル刊）など多数

がっちり万全な
新型コロナ感染対策 受験編 20
定価（本体 900 円＋税）

2020 年12月10日　初版発行

著　者　矢野邦夫
発行者　伊藤秀夫

発行所　株式会社 *ヴァン メディカル*
〒101-0051　東京都千代田区神田神保町 2-40-7 友輪ビル
TEL 03-5276-6521　FAX 03-5276-6525
振替　00190-2-170643

ISBN978-4-86092-141-5 C0047
印刷・製本　亜細亜印刷株式会社
乱丁・落丁の場合はおとりかえします。